BEI GRIN MACHT SICH IHR WISSEN BEZAHLT

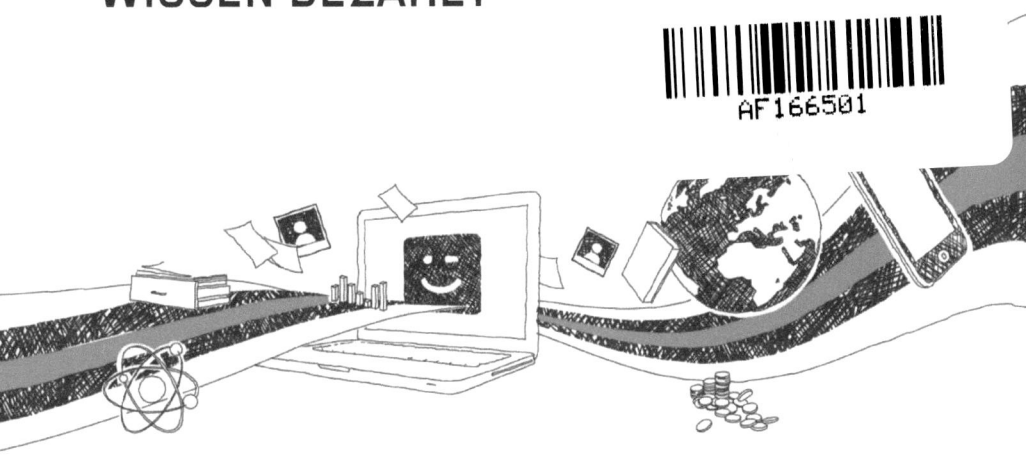

AF166501

- Wir veröffentlichen Ihre Hausarbeit, Bachelor- und Masterarbeit

- Ihr eigenes eBook und Buch - weltweit in allen wichtigen Shops

- Verdienen Sie an jedem Verkauf

Jetzt bei www.GRIN.com hochladen und kostenlos publizieren

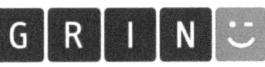

Strategischer Wandel bei der Gesundheits- und Medizintechnik AG

Tobias Zimmermann

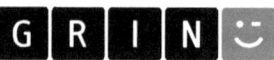

Bibliografische Information der Deutschen Nationalbibliothek:

Die Deutsche Nationalbibliothek verzeichnet diese Publikation in der Deutschen Nationalbibliografie; detaillierte bibliografische Daten sind im Internet über http://dnb.d-nb.de abrufbar.

ISBN: 9783346977502
Dieses Buch ist auch als E-Book erhältlich.

© GRIN Publishing GmbH
Trappentreustraße 1
80339 München

Druck und Bindung: Books on Demand GmbH, Norderstedt Germany
Gedruckt auf säurefreiem Papier aus verantwortungsvollen Quellen

Das Buch bei GRIN: https://www.grin.com/document/1420323

Inhaltsverzeichnis

1 Bodo Müllers Plan

1.1 Gründe für den Wandel

Der Marketing Direktor Bodo Müller erkannte im sich wandelnden Markt drei Gründe, die für eine Anpassung der Gesundheits- und Medizintechnik AG sprachen. Der erste Grund liegt in der Politik, die die weitere Erhöhung von Gesundheitsausgaben in Relation zu niedrigem BIP- und Bevölkerungswachstum eher reduzieren will. Das vorherrschende Investitionsniveau in medizinische Geräte ist zu dem bereits schon auf einem hohen Stand. Als weiteren Grund hat der Marketing Direktor die niedrige staatliche Finanzierung von Krankenhäusern erkannt. Das Investitionsklima ist daher unfreundlich und die Instandhaltung von Bestandsgeräten überwiegt gegenüber neuen Investitionen. Die Wirtschaftlichkeit und ökonomische effiziente Führung von Krankenhäusern gewinnen konstant mehr an Bedeutung. Ein dritter Grund für einen Wandel wird mit dem Wechsel der Entscheidungsträger beim Kauf von neuen Geräten begründet. Bodo Müller hat realisiert, dass nicht mehr das Fachpersonal den Bedarf und die Anschaffungsentscheidung neuer Geräte unter dem Aspekt der technischen Funktionalität und Entwicklung entscheidet, sondern diese Entscheidung viel mehr vom administrativen Krankenhauspersonal oder der Abteilung für Einkauf getroffen und diese Fachschaften auch ökonomischen Aspekten eine höhere Bedeutung zusprechen. Diese Entwicklungen haben Bodo dazu geführt einen Strategiewandel anzustoßen.

1.2 Aspekte des Strategiewandels

Bodo Müller nennt im Rahmen des Change-Managements drei Aspekte in denen die Gesundheits- und Medizintechnik AG einen Strategiewanedel anstreben sollte. Der erste Aspekt ist die Ausrichtung der Marketingstrategie des Unternehmens. Diese ist auf die Ärzte und das Fachpersonal ausgelegt, da diese allerdings zunehmend weniger Entscheidungsgewalt haben, sollte sich das Marketing mehr auf die Entscheidungsträger des „C-Levels" fokussieren. Ein weiterer Aspekt der mit der Fokussierung auf die neuen Entscheidungsträger einhergeht ist, dass diese Entscheidungsträger nicht von den sieben unabhängigen Unternehmenseinheiten der Gesundheits- und Medizintechnik AG angesprochen werden sollten, sondern viel mehr die Kräfte und Budgets in puncto Marketing gebündelt werden sollten und eine einheitliche Produktlinie zu erschaffen, da dies von den Entscheidungsträgern bevorzugt wird. Dies hätte einen immensen Bedeutungsgewinn des gesamten Unternehmens zur Folge. Ein dritter Aspekt wird beschrieben durch das sich mit wechselndem Entscheidungsträger verschiebende Anforderungsprofil. Das Krankenhauspersonal hat Technologie- und Ingenieurorientiertheit höher evaluiert als das administrative Krankenhauspersonal, welches nun vermehrt die Entscheidungen trifft. Dem Personal aus der Abteilung Einkauf ist der Aspekt der Effizienz viel wichtiger als dem Krankenhauspersonal, welches dann mit dem Gerät arbeitet. Dies resultiert in einer Verschiebung des Wertegefüge des Kunden und sollte für den Zulieferer – in diesem Fall die Gesundheits- und Medizintechnik AG – von Bedeutung sein. Diese Punkt hat Bodo Müller bereits erkannt und mit seinem Bestreben versucht umzusetzen.

1.3 Barrieren und Widerstände

Als ersten Widerstand für Bodo Müllers Strategiewandel ist der Zusammenschluss der Vizepräsidenten in den Marketing Abteilungen zu nennen. Oberflächlich handelt es sich hierbei zunächst um einen Widerstand struktureller Art. Dieser Widerstand ist bei näherer Betrachtung von besonderer Natur, da er im ersten Schritt als gemeinsames Projekt vorgestellt wird, aber langfristig sogar auf noch tiefere soziale Widerstände stoßen könnte, da hier effektiv auch eine Umverteilung von Macht und Verantwortung unweigerlich eine Folge abbilden wird, wenn das Projekt erfolgreich ist (Cacaci, 2007, S. 61). Mit diesem Schritt geht dann neben einem Stück Unternehmenskultur auch Autonomie der einzelnen Abteilungen verloren. Ein Stellenabbau wäre folglich eine logische mögliche Konsequenz, die eine Barriere emotionalen Grades beschreibt (Picot, Franck, Fiedler & Royer, 2012, S. 530). Als weitere Barriere gilt der Verlust von langjährig gepflegten guten Kundenbeziehungen und der breiten Kundenbasis zu erwähnen. Die damit in Verbindung stehende Neuorientierung am Markt beziehungsweise an den neuen Entscheidungsträgern wird zunächst mit der vorherrschenden Einstellung und Denkweisen anecken. Ein Widerstand, der sich durch Mangel an Vertrauen und generelle Unsicherheit gegenüber dem Wandel auf die neuen Entscheidungsträger charakterisiert, da das Unternehmen damit auf den ersten Blick große Mengen an Kunden aufgibt, erwächst (Müller, 2010, S. 215). Ein weiterer Widerstand dürfte dem Marketing Direktor bei seinem vorhaben auf unternehmenskultureller Ebene begegnen. Die Strategien die Müller verfolgt sind auf Ebene der Unternehmensstrategie so weit entfernt von der vorherrschenden Unternehmensphilosophie, dass sie eine Änderung bei Unternehmensvision benötigen, was zu generellen Zweifeln führen wird (Picot et al., 2012, S.548). Dieser große Schritt ist ohne vorherige Absprache mit der Geschäftsführung schwer durchzusetzen. Als vierte Barriere ist die Bequemlichkeit der Mitarbeiter und der Marketing Abteilungsleiter zu bezeichnen (Olfert, 2012, S. 416). Das Unternehmen steht wirtschaftlich in der Momentaufnahme sehr stabil da. Die Notwendigkeit ist noch nicht einmal allen Abteilungsleitern der Marketing Abteilungen in ihrer kompletten Bedeutung klar und daher für die Teams der Abteilungsleiter noch weniger ersichtlich. Die Abteilungsleiter hätten die Wichtigkeit des Anliegens für einen Strategiewandel durch ihre Anwesenheit bei dem Kick-Off Event gezeigt.

2 Change Management

2.1 Gründe für Scheitern

Beim direkten Vergleich des Kotters 8-Stufen Modells (Reisinger, Gattringer & Strehl, 2013, S. 190) mit Bodo Müllers Plan. Werden chronologisch die defizitären Stufen beleuchtet. Bei der ersten Stufe soll die Dringlichkeit von Veränderung kommuniziert werden. Die erste Stufe hat Bodo Müller schlecht erfüllt, da er zum einen im Vorfeld nicht mit der Geschäftsführung über das Thema gesprochen hat und sich Unterstützung geholt hat. Er hat stattdessen sehr faktenbasiert erklärt warum der Wandel nötig ist und versucht das Change Management mit Logik umzusetzen. Diese Logik wurde von allen angenommen, aber die emotionale Dringlichkeit und die Konsequenz daraus dem Strategiewandel folgen zu müssen, da dem Unternehmen sonst enorme Konsequenzen bis hin zur Pleite stehen und das Auswirkungen auf die Zukunft jedes Mitarbeiters haben wird wurde nicht so deutlich kommuniziert. Die Selbstgefälligkeit von Bodo Müller war zu hoch. Er hat schlichtweg für die Besprechung eines so wichtigen Themas auch den falschen Anlass gewählt. Ein separates Treffen wäre hier geschickter. Die zweite Stufe ist die Bildung eines starken Leistungsteams. Generell hat Bodo Müller hier bereits mit den Vizepräsidenten das richtige Klientel, aber durch die Umsetzung von eingeladenen und nicht freiwillig beteiligenden Mitarbeitern sabotiert er sein Vorhaben in gewisser Weise selbst (Kotter, 2015, S. 90). Diese eingeladenen Mitarbeiter haben mehr Zweifel und sehen Wichtigkeit der Veränderung und die Chance der Veränderung für weniger bedeutsam als Bodo Müller. Auf Stufe drei war seine Vision definitiv nicht stark genug, da zwar ein Team sich dazu bereit hatte mitzuwirken, aber letztendlich nur die Hälfte der Mitglieder und Vizepräsidenten anwesend waren und auch das benötigte Budget viel zu gering ausfiel. Seine Vision hätte mit der Geschäftsführung abgestimmt werden sollen und verbildlicht werden sollen. Bodo Müller hat die Vision einer beispielsweise eines Marktanteils über 50 Prozent kommunizieren können und diese Zielvorstellung dann in kleine Etappenziele herunterbrechen können. Hierauf wurde allerdings sehr wenig bis gar nicht eingegangen. Die vierte Stufe wurde auf Grund der mangelnden Vision nicht durchgeführt. Auf Stufe fünf sollten Handlungsspielräume erschaffen werden. Diese Stufe wurde auch schlecht erfüllt, da sich Bodo Müller aufgrund von äußeren Einflüssen primär zur Verfügung gestelltes Budget zu stark hat in seiner Idee des Wandels bremsen lassen. Ein vorher mit der Geschäftsführung geführtes Gespräch für ein Sonderbudget oder eine verpflichtende Beteiligung aller Abteilungen mit einer bestimmen Summe hätte diesen äußeren Einfluss limitieren können. Auch die Human-Ressourcen hätten in solch einem Gespräch vergrößert werden können, so dass Ziele realistisch überhaupt hätten erreicht werden können.

2.2 Veränderung meistern

1. Das Gefühl von Dringlichkeit für eine bedeutende Chance schaffen

Bodo Müller hat beim vierteljährlichen Treffen der Vizepräsidenten des Marketings der sieben Abteilungen faktenbasiert logisch erklärt, dass ein Strategiewandel nötig ist. Geschickter wäre es gewesen, wenn er sich vorher bereits mit der Geschäftsführung abgesprochen hätte. Diese hätte dann ein separates Zusammenkommen einberufen können, das würde nicht nur die Wertigkeit des Anliegens steigern, sondern es außerdem nicht wie einen von vielen Tagespunkten des vierteljährlichen Treffens wirken lassen. In der separaten Intervention muss dann auch mit viel Blick auf die Chancen für das Unternehmen argumentiert werden. Wenn der Markt sich so stark umstrukturiert geht nicht nur darum sich neue noch größere Marktanteile zu sichern. Wer schnell genug in der Anpassung ist kann sich ein Monopol sichern und wer zu langsam ist kann sämtliche aktuell bestehenden Marktanteile sehr zeitnah verlieren. Bodo Müller sollte hier außerdem Freiraum einrichten um diese Chancen mit und oder von seinen Kollegen in den Führungspositionen zu Strategien weiterzuentwickeln (Kotter, 2015, S. 89).

2. Eine lenkende Koalition aufbauen und pflegen

Bodo Müller sollte bei der Intervention zusammen mit der Geschäftsführung entscheiden, welche der erarbeiteten Strategien am wertvollsten zu verfolgen ist und die Chancen am meisten nutzen kann. Die Entwickler dieser Strategien werden zu Projektleitern und dürfen ihre Visionen dann entsprechend im Rahmen des Projekts umsetzen und sind in stetigem Austausch mit Bodo Müller und der Geschäftsführung. Ziel ist, dass aus jeder Abteilung eine Projektgruppe entsteht. Da die Projekte nicht direkt durch Bodo Müller, sondern den Vizepräsidenten der einzelnen Abteilungen geschaffen werden und lediglich mit dem Gesamtziel abgestimmt werden ist die Zustimmung der Mitarbeiter höher. Zur Pflege der Koalition sind zwei wöchentliche Meetings mit der Geschäftsführung und dem Marketing Direktor der Abteilung Vertrieb, Bodo Müller, angesetzt bei denen alle Parteien gleiches Mitspracherecht haben und für diese Treffen auf gleicher Hierarchieebene arbeiten. Das ermöglicht schnelleres Feedback bei Herausforderungen, besseren Austausch bei der Problemlösung und ermöglicht ein intensiveres Erfolgscontrolling (Kotter, 2015, S. 89).

3. Eine strategische Vision formulieren und Change-Initiativen entwickeln

Als Vision sollte für die Gesundheits- und Medizintechnik AG dann auch nicht mehr der Anspruch sein in allen Praxen und Krankenhäusern mit einem Gerät vertreten zu sein, sondern viel mehr in jedem zweiten Krankenhaus mit einer gesamten Produktlinie vertreten zu sein. Die Motivation hinter der Vision soll sein, dass damit die enorme Chance der Marktneuverteilung bestmöglich genutzt wird und das Unternehmen somit nicht nur weiter existieren kann, sondern auch noch wachsen kann. Unterbewusst muss allerdings die Motivation zum Change so deutlich sein, dass ein Verharren beim Status quo das langsame Sterben des Unternehmens bedeutet.

4. Eine Vision und Strategie kommunizieren, um Unterstützung und Freiwillige zu gewinnen

Nach dem Gespräch mit der Geschäftsführung und dem Treffen mit sämtlichen Projektleitern wird die erarbeitet Vision allen Mitarbeitern offen und breit kommuniziert. Sie werden emotional mit abgeholt und der Fokus bei der Kommunikation wird auf die große Chance hingewiesen mit der Option sich und seine Ideen in der neuen Unternehmensstrategie einzubringen (Kotter, 2015, S. 90). Dies sollte sehr erfolgreich funktionieren, da die Bindung der Mitarbeiter an das Unternehmen unter anderem durch die starke Integration in Form von Aktien des Unternehmens sehr hoch ist und die Motivation für wirtschaftlichen Erfolg deutlich stärker ausgeprägt sein sollte. Mitarbeiter die sich entschließen sich freiwillig einzubringen werden in die Projektteams.

5. Hindernisse beseitigen zur Ermöglichung eines raschen Vorankommens

Befragen aller Mitarbeiter zu Problemen und Herausforderung. Bearbeitung und Lösungsfindung durch Projektteams. Kommunizieren der Lösungen an den Projektleiter. Dieser kann sofern die Lösungen auch für die anderen Teams relevant sein könnten, diese in den Meetings alle zwei Wochen kommunizieren.

6. Schnelle und bedeutende Erfolge feiern

Die erarbeiteten Lösungen sowie die Projektziele, die besprochen wurden, werden in den Treffen der sieben Projektteams sowie im Anschluss mit den kompletten Abteilungen gefeiert. Ergänzend ist zu erwähnen, dass die Zielgestaltung zwar ein langfristiges Ziel hat, aber in viele kleine Ziele heruntergebrochen wird um die Moral und den Erfolg von Veränderung besser greifen zu können (Kotter, 2015, S. 91).

7. Stetiges weitermachen und weiterlernen ohne frühzeitig einen Sieg zu verkünden

Die zwei wöchigen Projektleiter treffen werden weiter durchgeführt und es werden konstant Optimierungen gesucht. Auch die Optimierung von neu eingeführten Prozessen wird weiter vorangetrieben und gefördert. Die Optimierung findet solange weiter statt bis der Wandel im Gesundheitswesen zum Erliegen gekommen ist und das Unternehmen einen hohen Marktanteil einnimmt (Kotter, 2015, S. 91).

8. Strategischen Wandel in die Unternehmenskultur einpflegen

Hierfür wird eine separate Abteilung ins Leben gerufen, die sich Innovation und Optimierung nennt und Ideen von Mitarbeitern und sowie Verbesserungsvorschläge sowie die weitere Entwicklung auf dem Markt Deutschlandweit aber auch in den USA und Japan beobachtet und ihre Erkenntnisse entsprechend kommuniziert. Hier steht abermals der Austausch und der gegenseitige Wissens- und Erfahrungsgewinn im Vordergrund. Für die konstante Weiterentwicklung gibt es einen Tag im Monat an dem nicht im Alltagsgeschäft gearbeitet wird, sondern sich ausschließlich mit Optimierungs- und Wandelprozessen beschäftigt wird. Das ganze findet in einem extra dafür geschaffenen Umfeld und abteilungsübergreifend statt (Kotter, 2015, S. 91).

3   Strategieimplementierung

3.1 Durchsetzung

Tab. 1: Maßnahmen der Durchsetzung (eigene Darstellung)

Maßnahme	Ziel	Umsetzung (konkret)
Vermittlung der neuen Strategie	Verständnis und Unterstützung für die neue Strategie	- Personalversammlung (Ansprache durch CEO) - Kommunikation der neuen Vision - Beweggründe erklären
Einweisung und Schulung	Lern- und Fortbildungsbedarf decken, Verständnis für das neue Bedarfsprofil wecken und dieses Profil erläutern	- Abteilungsübergreifende Schulungen (Ausrichtung Unternehmen und einzelne Abteilungen) - Arbeitsplatzwechsel innerhalb funktions ähnlicher Abteilungen eines anderen Zuständigkeitsbereichs
Schaffen eines strategiebezogenen Konsenses	Neustrukturierung von neuen Hierarchieebenen um die Strategie durchzusetzen	- Zusammenschluss funktionsähnlicher Abteilungen (Synergieeffekte) - Räumliche Umgestaltung

Die erste Maßnahme der Vermittlung der neuen Unternehmensstrategie soll das Verständnis und die Unterstützung aller Mitarbeiter ungeachtet ihrer Abteilungszugehörigkeit oder Hierarchiestufe bewirken. Dafür wird eine Personalversammlung ins Leben gerufen. Der CEO der Gesundheits- und Medizintechnik AG wirbt vor der kompletten Belegschaft für die Unterstützung des Wandels. Er geht bei seiner Ansprache neben den Punkten die Bodo Müller erwähnt auch auf emotionale Beweggründe ein und verpackt den sich verändernden Markt als eine große Chance. Seine Ansprache wird durch Visualisierung der neuen Vision als auch durch die Wiederholung der neuen Version in seiner Ansprache gestärkt. In einer zweiten Maßnahme wird das Personal geschult und eingewiesen wie die neue Strategie im Alltagsgeschäft umgesetzt werden soll, damit das Bedarfsprofil der neuen Entscheidungsträger vollständig erfüllt wird. Hierbei handelt es sich um die Differenzierungsstrategie. Mit Hilfe dieser passt die Gesundheits- und Medizintechnik AG ihr komplettes Produktportfolio auf die „C-Level" Entscheidungsträger an und erhält dadurch einen Wettbewerbsvorteil beziehungsweise erschließt den sich neu aufbauenden Markt umfassender. Konkret werden hierfür abteilungsübergreifende Schulungen veranstaltet und Mitarbeiter erhalten mäßig die Chance die Arbeit ihrer Kollegen kennen zu lernen. Das geschieht primär unter dem Hintergrund bessere Synergieeffekte bei den Schnittstellen der einzelnen Produkte zu schaffen und ein Verständnis für die

Arbeitsweise der anderen Abteilung zu gewinnen. Außerdem bewirkt diese Maßnahme einen Wissensgewinn innerhalb des Unternehmens. In einer dritten Maßnahme wird ein strategischer Konsens angestrebt. Der Strategiewandel wird aufgrund dem Bedeutungszuwachses der Zusammenarbeit zwischen den einzelnen Produkten und damit auch den einzelnen Abteilungen eine Umstrukturierung des bestehenden Hierarchiegefüges zur Folge haben. Dies soll allerdings nicht dem Zufall überlassen werden, weshalb die Gesundheits- und Medizintechnik AG sich explizit mit der Restrukturierung beschäftigt. Nachdem erkannt wurde welche Abteilungen in besonders engem Austausch stehen werden komplette Abteilungen räumlich zusammengelegt und erhalten bewusst einige Möglichkeiten für noch besseren Austausch durch gemeinsame Pausenräume und ähnlichem. Außerdem findet keine strikte räumliche Teilung mehr statt, sondern der Einsatz von gemeinschaftlich nutzbaren Räumen oder funktionsbedingten Räumen wird gefördert.

3.2 Umsetzung

Tab. 2: Maßnahmen der Umsetzung (eigene Darstellung)

Maßnahme	Ziel	Umsetzung (konkret)
Transformation	Verantwortungsbereiche schaffen, Überblick über Kosten und Ressourcen, entsprechende Zielsetzung	- Verantwortliche ernennen - Ist-Stand ermitteln - Ziele definieren
Anpassung der Struktur	Organisationsstruktur auf Wandel vorbereiten Aufbrechen der Matrix und Kommunikationsstruktur	- Abteilungsübergreifende Verantwortliche ernennen - Kommunikation unter Abteilungen erhöhen - Zusammenschluss von Abteilungen
Motivierung und Mobilisierung	- Motivation hochhalten - Change Prozess weiterführen können	- Interventionskultur einpflegen (Kommunikation erhöhen)

Die erste Maßnahme in Sachen Umsetzung beschreib die Transformation das Unternehmen Gesundheits- und Medizintechnik AG muss neue Verantwortungsbereiche für die entsprechenden neuen Schnittstellen. Die Verantwortlichen werden aus den Freiwilligen mit entsprechenden Kompetenzen in Führung und Fachbereich ernannt. Von eben diesen Charakteren wird dann ein Überblick gegeben, welche Ressourcen und welches Budget für den Wandel geschaffen werden muss beziehungsweise bereits verfügbar ist. Nach diesen Aufgaben setzen die Verantwortlichen Ziele, die möglichst wirtschaftlich und ganzheitlich sind. Eine weitere Maßnahme wird die Anpassung der Struktur. Zunächst muss die Matrixorganisation weitgehend aufgebrochen werden. Die Produktion einer Produktlinie, die das Anforderungsprofil erfüllen soll, braucht dafür mehr Kooperation bei Entwicklung und Marketing. In der Produktion kann es sicher auch weitere Synergie-effekte geben, daher ist es nur sinnvoll sich hier zusammen zu schließen. Sobald die Matrixstruktur aufgebrochen ist sollten hier wie in der Transformations-Maßnahme beschrieben abteilungsübergreifend Verantwortliche benannt werden und die Kommunikation innerhalb der Abteilungen durch Zusammenschluss erhöht werden. Die letzte Maßnahme beschreibt die Motivierung und Mobilisation aller am Wandel beteiligten Mitarbeiter. Der Change Prozess soll nicht durch Demotivation abgeschwächt, sabotiert oder unterbrochen werden, daher wird im kompletten Unternehmen die Kommunikation durch eine lösungs-orientierte Interventionskultur erhöht. Diese Kultur dient neben der Problemlösung auch zum Ausbau des Teamgefühls und der Förderung von Kooperation auf gesamter unternehmerischer Ebene.

4 Balanced Scorecard

4.1 Ursachen-Wirkungskette

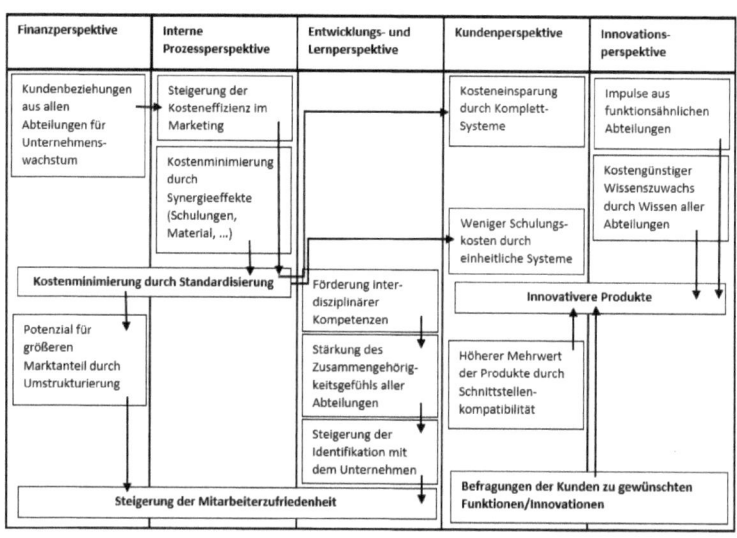

Abb. 1: Ursachen-Wirkungskette Bodo Müllers Strategie (eigene Darstellung)

Nach dem Plan von Bodo Müller wird in der Ursachen-Wirkungskette deutlich, dass es viele Synergieeffekte gibt, die großes Potenzial haben. Auf der Finanzperspektive können die positiven breiten Kundenstämme der Gesundheits- und Medizintechnik AG genutzt werden. Das hat eine Steigerung der Kosteneffizienz im Marketing auf interner Prozessperspektive zur Folge, da das Unternehmen schon einige Zugänge zu Unternehmen hat lässt sich hier gut mit der Produktlinie werben. Außerdem sinken durch Standardisierung im Marketing die benötigten Budgetmenge deutlich. Auf interner Prozessebene findet außerdem eine Kostenminimierung statt durch Synergieeffekte wie durch höhere Abnahmemengen bei den Zulieferern. Schulungen, die damals auf einer Funktionsebene in jeder der sieben Abteilungen stattgefunden haben können nun teils auf kompletter funktionsebene des Unternehmens angeboten und genutzt werden. Diese Kostenminimierungen durch Standardisierung haben zur Folge, dass Potenzial für stärkeres Wachstum geschaffen wird. Dies wird außerdem durch die Umstrukturierung des Markts und dessen Bedürfnissen durch wechselnde Entscheidungsträger begünstigt. Gelingt es dieses Potenzial zu nutzen, dann resultiert daraus eine höhere Rendite und ein höherer Gewinn, was förderlich für die Eigentümerkultur der Gesundheits- und Medizintechnik AG ist. Auf Entwicklungs- und Lernperspektiven Eben führt die Förderung von interdisziplinären Kompetenzen zur Stärkung des Zusammengehörigkeitsgefühls aller Abteilungen. Das resultiert dann über eine erhöhte Identifikation mit dem Unternehmen in einer Steigerung der Mitarbeiterzufriedenheit nicht nur, weil mehr Verständnis für die Arbeit der Kollegen vorhanden ist, sondern auch, weil alle Mitarbeiter dann noch sichtbarer am selben Strang ziehen und nicht eine Abteilung für mehr oder weniger Umsatz verantwortlich ist, sondern es sich um den Erfolg der Produktlinie dreht und dieser ein entsprechendes Teamergebnis ist. Auf der Kundenperspektive bewirkt die Standardisierung der Produktlinie eine Kosteneinsparung bei der Schulung von Mitarbeitern. Eine weitere Kosteneinsparung findet statt, da Komplett-Systeme eine vollständige Lösung des Krankenhaus- oder Praxisbedarfs abbilden. Der Kauf dieser kompletten Produktlinien ist kostengünstiger als die Anschaffung mehrerer unterschiedlicher Produkte von unterschiedlichen Herstellern, da die Gesundheits- und Medizintechnik AG bei Käufen von mehr als 3 Produkten aus der Produktlinie preislich entgegenkommt. Der Mehrwert der Produkte ist auf Kundenperspektive durch eine sehr hohe Schnittstellenkompatibilität gegeben, da alle Produkte aus einem Unternehmen stammen ist die Abstimmung der Geräte auf einander bestmöglichst gegeben. Dies wird durch den hohen Anspruch der Gesundheits- und Medizintechnik AG an ihre eigenen Produkte gewährleistet, was zu höchst innovativen Produkten führt. Auf Innovationsseite werden diese weit entwickelten Produkte gestärkt durch Impulse aus funktionsähnlichen Abteilungen und kostengünstigem Wissens- und Erfahrungszuwachs aus allen sieben funktionsähnlichen Abteilungen des Unternehmens. Einen weiteren Punkt beschreibt die Befragung und das weiterentwickelte Anforderungsmanagement der Gesundheits- und Medizintechnik AG. Bei dem sowohl auf Innovations- als auch auf Kundenebene erfragt wird welche Funktionen und technischen Lösungen für einen noch besseren Ablauf im Alltag wünschenswert sind.

4.2 Festlegung Ziele, Kennzahlen, Vorgaben und Maßnahmen

Tab. 3: Ziele, Kennzahlen, Vorgaben und Maßnahmen (eigene Darstellung)

Perspektive	Strategisches Ziel	Messgröße	Zielwert	Strategische Aktion
Finanzperspektive	Marktanteil erhöhen (langfristig)	% Marktanteil von den wichtigsten Produktarten	45 % (Ist Wert 30%)	Verkaufsoffensive auf Bestands- und Neukunden (aktive Angebotspräsentation von Gesamtlösungen)
Interne Prozessperspektive	Umsatzrentabilität erhöhen (mittelfristig)	Umsatzrentabilität in %	10 % (Ist Wert 8%)	Abteilungsübergreifende Zulieferverträge ausschreiben und neu verhandeln beziehungsweise zusammenschließen
Entwicklungs- und Lernperspektive	Identifikation mit dem Unternehmen erhöhen (mittelfristig)	% der Mitarbeiter mit Besitz von Unternehmensanteilen	90 % (Ist Wert 70 %)	Mitarbeiterbefragungen in Bezug auf Zugehörigkeitsgefühl, Zufriedenheit und Besitz von Unternehmensanteilen; Maßnahmen am Ergebnis ausrichten
Kundenperspektive	Verkauf von kompletten Produktlinien fördern (mittelfristig)	€ vom Gesamtumsatz (etwa 50%)	4 Milliarden €	Ähnlich wie Marktoffensive; ergänzend werden Rabatte auf Produktlinien ab dem 3. Produkt angeboten
Innovationsperspektive	Anforderungen der Kunden kennen (kurzfristig)	% aller Kunden	30% der Kunden	Befragung der Bestandskunden zu Wünschen, Anforderungsprofilen und Verbesserungswünschen

Das Ziel auf der Finanzperspektive den Marktanteil von aktuellen 30 auf 45 % zu erhöhen wird mit einer intensiven Verkaufsoffensive auf Bestands- und Neukunden erreicht. Dabei geht es um zwei Kernziele zum einen den aktiven Vertrieb der neuen Produkte und die Information darüber, dass sich das Unternehmen neu ausrichtet und es den Wandel an die Anforderungen erkannt hat und nun ganzheitliche Lösungen anbieten will. Dieses Ziel ist auf eine Dauer von zehn Jahren angesetzt, da dies in etwa durchschnittlichen Anschaffungszeitraum der Geräte der Gesundheits- und Medizintechnik AG beschreibt. Auf interner Prozessperspektive werden auf mittelfristiger Sicht – 1,5 Jahre - um die Umsatzrentabilität von 8 auf 10 % zu erhöhen sämtliche Zuliefererverträge gesammelt und dann als von der AG gesamtheitlich ausgeschrieben. Das hat zur Folge, dass nicht nur größere

Mengen angefragt werden, was den Preis senken kann, sondern außerdem werden einzelne Zulieferer Kombinationen anbieten um den Preisdruck auf die Mitbewerber zu erhöhen. Auf Entwicklungs- und Lernperspektiven Ebene soll mittelfristig die Identifikation mit dem Unternehmen erhöht werden. Dieses Ziel ist mittelfristig angesetzt, da im Rahmen des Wandels Prozesses Ausschläge in beide Richtungen zu erwarten sind. Ziel ist es, dass bis in 2 Jahren 90 Prozent der Mitarbeiter Unternehmensanteile besitzen. Die dazu kurzfristig angesetzte Maßnahme ist die Mitarbeiterbefragung in Bezug auf Zugehörigkeitsgefühl, Zufriedenheit und den Besitz von Unternehmensanteilen. Bei der Auswertung werden die Mitarbeiter ohne Besitz von Unternehmensanteilen stärker gewertet. Aus der Befragung werden Maßnahmen ergriffen, die sich am Ergebnis der Befragung ausrichten um die Mitarbeiterzufriedenheit zu erhöhen und den Anreiz am Erwerb von Unternehmensanteilen zu fördern. Die Umsetzung der Maßnahmen wird mittelfristig auf 2 Jahre angesetzt und eine erneute Befragung nach einem Jahr gibt Informationen darüber, ob die Maßnahmen noch einmal angepasst werden müssen. Auf der Kundenperspektive wird mittelfristig der Verkauf von kompletten Produktlinien auf 4 Jahren gefördert, damit der Verkauf von kompletten Produktlinien 4 Milliarden Euro entspricht. Neben der Verkaufsoffensive die bereits genannt wurde, werden vom Unternehmen weitere Kaufanreize geschaffen sobald ein Unternehmen mindestens drei Produkte der Gesundheits- und Medizintechnik AG kauft. Auf der Innovationsebene führt die AG um die Anforderungen der Kunden zu kennen eine Befragung aller Bestandskunden durch. Ziel ist es, dass binnen einem Quartal mindestens 30 % der Kunden befragt wurden. Bei der Befragung geht es primär darum Verbesserungswünsche, Anforderungsprofile und Wünsche für die Produktlinie herauszufinden, damit diese in den eigenen Produkten umgesetzt werden können.

5 Unternehmensethik

5.1 Praxisbeispiel

Tab. 4: Chronologie VW Abgasskandal (eigene Darstellung)

Zeitraum	Ereignis
2007	VW kauft vom Zulieferer Bosch Software, die nicht für den Fahrbetrieb vorgesehen ist VW beginnt mit dem Einbau der illegalen Software Martin Winterkorn wird zeitgleich Chef des Unternehmens

2011	Chef der Motorenentwicklung von VW wird von einem Techniker über die Manipulationen bei der Abgasmessung gewarnt
2014	Das Forschungsinstitut „International Council of Clean Transportation" findet heraus, dass einige VW Modelle Stick-oxide bis zum 40-fachen der erlaubten Menge ausstoßen. Einige Modelle werden zurückgerufen und das Unternehmen täuscht vor sich um schadhafte Software zu kümmern
2015	Erneute Auffälligkeiten bei VW Modellen Die US-Umweltschutzbehörde wird alarmiert VW gibt die Manipulation (3.09.2015) zu 480.000 werden in den USA zurückgerufen (18.09.2015) Es wird bekannt, dass die Software weltweit in 11 Millionen Fahrzeugen steckt, damit fällt die Aktie um weitere 20 Prozent (22.09.2015) Weitere rechtliche Schritte werden aus vielen Ländern eingeleitet VW entschuldigt sich zum 25.Jahrestag der Wiedervereinigung (04.10.2015)

Der Konzern Volkswagen hat im Jahr 2007 erste Vorbereitungen zur Manipulation von Abgaswerten eingeleitet, welche die Dieselfahrzeuge als nachhaltiger und umweltfreund-licher erscheinen lassen sollten als sie dies eigentlich sind. Das Stickoxid übertrifft den erlaubten Wert das bis zu 40-Fache. Trotz mehrerer Warnungen wurde die manipulative Software eingebaut und verkauft. Damit wurden die Kunden von VW getäuscht ein nach-haltiges umweltfreundliches Produkt zu kaufen, welches sich als absolutes Gegenteil her-ausstellte. Als das Forschungsinstitut darauf aufmerksam wurde versuchte Volkswagen den Umstand zu verheimlichen und sich aus der Affäre zu ziehen. Dies wurde allerdings ein Jahr später aufgedeckt und verschlechterte das Ansehen des Unternehmens noch mehr. Die Konsequenzen aus dem Betrugsskandal sind neben personeller, wirtschaftli-cher als auch rechtlicher Art. Mit Bekannt werden des Skandals wurden viele Klagen gegen den Konzern gestellt und VW legt 6,5 Milliarden Euro für Umbauten der Fahrzeug und Nachrüstungen bereit (dpa, 2015). Erste Verurteilungen fanden 2017 in Amerika statt. In Deutschland dauert es bis 2020 bis erste Sammelklagen beglichen werden und der Bundesgerichtshof ein erstes Urteil fällt (Grüneberg, 2021).

5.2 Unternehmenswerte

Das Unternehmen hat die folgenden sieben Unternehmenswerte: Verantwortung, Auf-richtigkeit, Mut, Vielfalt, Stolz, Zusammenhalt und Zuverlässigkeit.

Tab. 5: VW Unternehmenswerte (nach Volkswagen AG (2021))

Unternehmenswert	Ausformulierung
Verantwortung	„Wir sind Teil der Gesellschaft. Wir übernehmen soziale Verantwortung. Wir achten auf die Umweltver-träglichkeit unserer Produkte und Prozesse und verbessern sie. Jeden Tag."

Aufrichtigkeit	„Wir tun das Richtige aus innerer Überzeugung. Auch wenn keiner hinsieht. Wir haben keine Angst vor Hierarchien und sagen offen unsere Meinung. Wir hören einander zu und finden gemeinsam die beste Lösung."
Mut	„Wir sind mutig. Innovativ. Erfinder. Macher. Wir lassen los und denken neu. Wir gestalten die Mobilität von morgen."
Vielfalt	„Wir sind bunt. Unterschiedlich. Einzigartig. Teil des Ganzen. Wir sind offen. Für andere Denkweisen. Für neue Erfahrungen und Lösungen. Wir begegnen uns mit Respekt. Auf Augenhöhe."
Stolz	„Wir stehen für nachhaltige Produkte und Qualität. Wir leisten einen wichtigen Beitrag zum Unternehmenserfolg. Mit Leidenschaft. Aus Überzeugung. Wirkungsvoll. Wir sind stolz auf das, was wir tun und wie wir es tun."
Zusammenhalt	„Wir arbeiten zusammen. Vorbehaltlos und unkompliziert. Weltweit. Wir sind Brückenbauer. Keine Schrankenwärter. Gemeinsam unschlagbar. Wir stehen füreinander ein. Wir sind ein Team."
Zuverlässigkeit	„Auf uns kann man sich verlassen. Wir tun was wir sagen. Und sagen was wir tun. Aufrichtig. Ehrlich. Was wir versprechen, das halten wir. Wir gewinnen verlorenes Vertrauen zurück."

5.3 Wertebruch

Das Unternehmen VW hat vor allem gegen die Werte Verantwortung, Aufrichtigkeit, Stolz und Zuverlässigkeit verstoßen. In erster Instanz hat Volkswagen gegen den Wert Verantwortung verstoßen, da das Unternehmen den eigenen wirtschaftlichen Erfolg im Sinne vom Verkauf von umweltschädlichen Modellen über sämtliche ökologische Konsequenzen gestellt hat. Ein weiterer Aspekt hierfür ist das Verhalten gegen über den Kunden. Der Konzern hat die Verantwortung den Kunden ein einwandfreies Fahrzeug zu verkaufen auf voller Linie verspielt. Die Kunden wurden aktiv getäuscht. Das wirtschaftliche Interesse Volkswagens führt im selben Schritt dazu gegen den Wert Aufrichtigkeit zu handeln. Das Unternehmen hat seinen Kunden vorgetäuscht ein viel umweltfreundlicheres Fahrzeug zu fahren als sie es eigentlich taten. Auf anderer Ebene hat VW den Schwindel nicht zugegeben, sondern versucht ihn zu verheimlichen in dem es nicht von Beginn an ehrlich zur Presse und den prüfenden Unternehmen war, damit hat das Unternehmen bewiesen, dass es nicht aus innerer Überzeugung handelt, sondern Umsatz einen höheren Stellenwert hat. Den Wert Stolz bricht VW in einem ersten Schritt mit der Planung und Fertigung manipulierter und unsauberer Fahrzeuge. Die Manipulation der Abgastechnik widerspricht dem Ansatz von Nachhaltigkeit im Wertebereich stolz auf ganzer Linie. Die Qualität und das Ansehen der Fahrzeuge werden durch ein manipuliertes Bauteil stark gemindert. Das entspricht nicht dem Anspruch der in Unternehmenswerten beschrieben ist. Kein Mitarbeiter der Firma wird stolz sein ein Auto zu produzieren, das der Umwelt einen enormen Schaden zuführt in dem es entgegen gesetzlich festgelegter Normen Stickoxide ausstößt. Das ist nicht der Anspruch eines Unternehmens das durch Qualität nachhaltige Produkt mit Leidenschaft entwirft. In Sachen Zuverlässigkeit bricht VW den Wert indem sie sich durch ihr unglaubwürdiges Verhalten und der Tatsache, dass wissentlich gehandelt wurde ist und das sogar noch über mehrere Warnungen hin, versucht haben ihre Kunden zu täuschen und das Vertrauen der Kunden in die Marke zu missbrauchen.

5.4 Konsequenzen

Das nicht-wertekonforme Handeln der Volkswagen AG hat Konsequenz für Aktionäre, Kunden, Mitarbeiter und Manager. Die Konsequenzen die für VW Aktionäre eingetreten sind waren zunächst einmal ein starker Kursverlust von etwa 40 Prozent. Dieser Kursverlust sei auf die zu späte Information über manipulierte Abgaswerte bei Dieselmotoren zustande gekommen. Daher Klagen viele Aktienbesitzer gegen den Konzern und sein Handeln (Menzel & Votsmeier, 2018). Ein weiterer externer Stakeholder sind die Kunden des Konzerns. Der Umgang mit dem vorsätzlich falschen Handeln des Konzerns hat zu einem starken Imageverlust geführt. Das Handeln gegen moralisch richtige Werte schreckt viele ehemaligen Kunden des Konzerns ab. Im Vergleich mit den Mitbewerbern aus dem Ausland steht die Volkswagen AG nun schlechter da. Für Mitarbeiter entstand durch das nicht-wertekonforme Handeln des Unternehmens ebenfalls ein Schaden. Aufrichtig handelnde Mitarbeiter, die die Unternehmenswerte ernst genommen haben und leben werden nun täglich von der Gesellschaft auf das schlechte Verhalten entsprechender Kollegen reduziert und haben somit einen schlechteren Ruf. Auch das Vertrauen in Führungspositionen sinkt und die Mitarbeiter verlieren ihr Vertrauen in die Marke und können sich weniger gut mit dem Unternehmen identifizieren. Auf Seite der Top Manager und dem Unternehmensvorstand Martin Winterkorn sowie weiteren Managern in ähnlichen Positionen führte das Verhalten zu personellen Konsequenzen im Rahmen von Kündigungen, Rücktritten und der Verantwortung für die nicht-wertekonformen Handlungen. Dies wird unteranderem in Anklagen, Ermittlungen und Verfahren aufgearbeitet (Süddeutsche Zeitung, 2021).

6 Literaturverzeichnis

Cacaci, A. (2007). *Change Management - Widerstände gegen Wandel* (Internationalisierung und Management). Wiesbaden: Springer Fachmedien.

Dpa (Der Tagesspiegel, Hrsg.). (2015). *Eine Chronologie der Abgasaffäre. VW Diesel-Skandal.* Zugriff am 17.12.21. Verfügbar unter: https://www.tagesspiegel.de/mobil/vw-diesel-skandal-eine-chronologie-der-abgasaffaere/12407702.html

Grüneberg, A. (Redaktions Netzwerk Deutschland, Hrsg.). (2021). *Chronologie des Dieselskandals: Das schmutzige Kapitel der VW-Geschichte.* Zugriff am 17.12.2021. Verfügbar unter: https://www.rnd.de/wirtschaft/chronlogie-des-dieselskandals-das-schmutzigste-kapitel-der-vw-geschichte-PZZDQRN5LREL-VGB35C2KDU6K7Y.html

Kotter, J. P. (2015). *Accelerate. Strategischen Herausforderungen schnell, agil und kreativ begegnen* (K. Klein, Übers.). München: Verlag Franz Vahlen.

Menzel, S. & Votsmeier, V. (Handelsblatt, Hrsg.). (2018). *Darum geht es bei der Milliardenklage der Aktionäre gegen Volkswagen. DIESELSKANDAL.* In Braunschweig hat am Montag der Musterprozess gegen Volkswagen begonnen. Die wichtigsten Fragen und Antworten zum Prozessauftakt. Verfügbar unter: https://www.handelsblatt.com/unternehmen/industrie/dieselskandal-darum-geht-es-bei-der-milliardenklage-der-aktionaere-gegen-volkswagen/23016814.html?ticket=ST-2410381-ucLbklvw7PMaaOYn31he-cas01.example.org

Müller, H.-E. (2010). *Unternehmensführung. Strategien – Konzepte – Praxisbeispiele* (Management 10-2012). München: Oldenbourg. https://doi.org/10.1524/9783486710243

Olfert, K. (2012). *Personalwirtschaft* (Kompendium der praktischen Betriebswirtschaft, 15., verb. und erw. Aufl.). Herne: NWB-Verl.

Picot, A., Franck, E., Fiedler, M. & Royer, S. (2012). *Organisation. Theorie und Praxis aus ökonomischer Sicht* (6., völlig überarb. Aufl.). Stuttgart: Schäffer-Poeschel Verlag für Wirtschaft Steuern Recht GmbH.

Reisinger, S., Gattringer, R. & Strehl, F. (2013). *Strategisches Management. Grundlagen für Studium und Praxis* (WI - Wirtschaft). München u.a: Pearson. Verfügbar unter: http://swbplus.bsz-bw.de/bsz39204661xcov.htm

Süddeutsche Zeitung. (2021). *Der Diesel-Prozess beginnt - doch der wichtigste Mann fehlt.* Verfügbar unter: https://www.sueddeutsche.de/wirtschaft/martin-winterkorn-vw-abgasaffaere-diesel-braunschweig-prozess-1.5411606

Volkswagen AG (Volkswagen AG, Hrsg.). (2021). *Das Wertefundament des Konzerns.* Zugriff am 17.12.2021. Verfügbar unter: https://www.volkswage-nag.com/de/group/volkswagen-group-essentials.html

7 Abbildungs- und Tabellenverzeichnis

7.1 Abbildungsverzeichnis

7.2 Tabellenverzeichnis

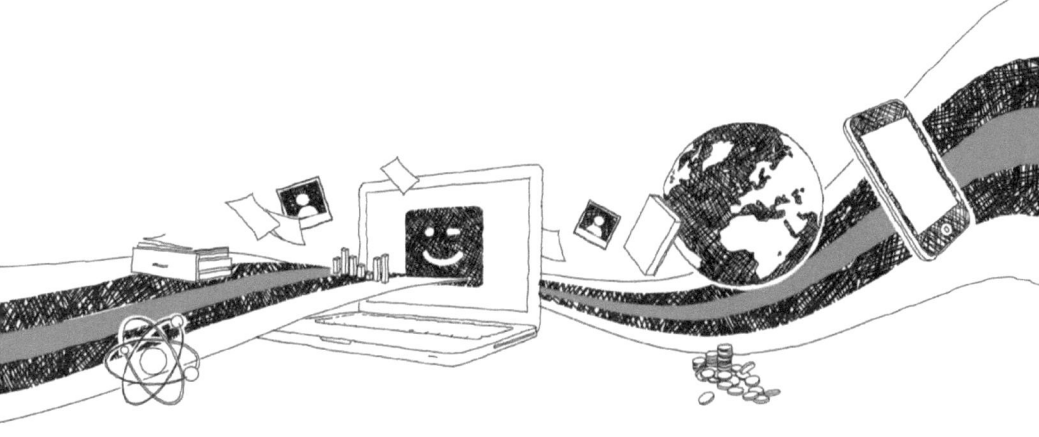
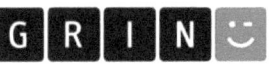